Sarath Kumar R.
Deepti Jawa
Rani Somani

BIODENTINE

Sarath Kumar R.
Deepti Jawa
Rani Somani

BIODENTINE

ScienciaScripts

Cover image: www.ingimage.com

This book is a translation from the original published under ISBN 978-620-4-74361-5.

Publisher:
Sciencia Scripts
is a trademark of
Dodo Books Indian Ocean Ltd. and OmniScriptum S.R.L publishing group

120 High Road, East Finchley, London, N2 9ED, United Kingdom
Str. Armeneasca 28/1, office 1, Chisinau MD-2012, Republic of Moldova, Europe
Printed at: see last page
ISBN: 978-620-5-65610-5

Contenu

Introduction

L'interaction entre les matériaux de restauration dentaire et le tissu dentaire englobe de multiples aspects de l'anatomie dentaire et de la science des matériaux. Jusqu'à une date relativement récente, on pensait que de nombreux matériaux de restauration dentaire adhésifs avaient une interaction passive avec les tissus durs, basée sur une simple infiltration dans l'émail ou la dentine sur lesquels ils étaient placés. Cependant, on s'intéresse de plus en plus à la cartographie des interactions entre les matériaux et le tissu dentaire, où le premier a une interaction plus agressive avec le second, tout en favorisant la "bioactivité". La bioactivité peut être définie comme "des matériaux qui suscitent une réponse biologique spécifique à l'interface entre les tissus et le matériau, ce qui entraîne la formation d'une liaison"[1].

Pendant plusieurs décennies, depuis 1928, l'hydroxyde de calcium a été le matériau standard pour maintenir la vitalité de la pulpe car il est capable de stimuler la formation de dentine tertiaire. Cependant, il présente certains inconvénients comme une mauvaise adhérence à la dentine et une résorption du matériau.[2]

L'intérêt récent pour les matériaux biocompatibles tels que le Portland a conduit au développement de l'agrégat de trioxyde minéral (MTA) comme matériau d'obturation radiculaire et de coiffage pulpaire direct. Lorsqu'il est appliqué pour le coiffage pulpaire, il induit une production de dentine réparatrice conduisant à la formation d'un pont dentinaire tubulaire régulier dans les 2 mois, sans aucun signe d'inflammation. Cependant, certains inconvénients ont été signalés avec ce matériau. Ils sont liés à son long temps de prise de 2 h 45 min, à ses faibles propriétés mécaniques et à sa manipulation difficile. En outre, une décoloration des dents a été signalée lorsque ce matériau est utilisé pour la revascularisation.[3]

Pour surmonter les limites du MTA, un nouveau ciment de silicate de calcium hydrophile radio-opaque à prise rapide avec fluorure, appelé "protooth", a été introduit. Les propriétés mécaniques de protooth sont nettement supérieures à celles du MTA, il favorise la formation d'apatite dans des solutions de type physiologique et son temps de prise est inférieur à 2 minutes. Les propriétés mécaniques du ciment augmentent dans un environnement humide et la biocompatibilité du matériau est similaire à celle du MTA.

Les matériaux à base de silicate de calcium ont gagné en popularité ces dernières années en raison de leur ressemblance avec le granulat de trioxyde minéral (MTA) et de leur applicabilité dans les cas où le MTA est indiqué. Bien que divers produits à base de silicate de calcium aient été lancés sur le marché récemment, l'un d'entre eux a particulièrement retenu l'attention et fait l'objet de diverses recherches.^] La Biodentine, connue sous le nom de "dentine en capsule", est un substitut de dentine biocompatible et bioactif qui surmonte les inconvénients de l'hydroxyde de calcium et du trioxyde minéral. Ce nouveau matériau à base de silicate de calcium présente des propriétés physiques et chimiques similaires à celles décrites pour certains dérivés du ciment Portland. Sur le plan biologique, il est parfaitement biocompatible et capable d'induire l'apposition de dentine réactionnelle en stimulant l'activité des odontoblastes et de dentine réparatrice, par induction de la différenciation cellulaire. Il s'agit en fait d'un substitut dentinaire qui peut être utilisé comme matériau de restauration coronaire (pour le coiffage pulpaire indirect), mais qui peut également être placé au contact de la pulpe. Son temps de prise plus rapide permet soit une restauration immédiate de la couronne, soit de la rendre directement intra-orale "fonctionnelle" sans craindre la détérioration du matériau. Histologiquement, le silicate tricalcique bioactif a démontré sa capacité à induire une différenciation odontoblastique à partir de cellules progénitrices pulpaires. La matrice minéralisée résultante présentait les caractéristiques moléculaires de la dentine[5]. [Ce nouveau matériau biologiquement actif facilite sa pénétration dans les tubules dentinaires ouverts pour se cristalliser en s'imbriquant dans la dentine et lui conférer des propriétés mécaniques[6]. Bien que les biodentines soient promues comme substituts de la dentine, imitant de nombreuses propriétés physiques de ce matériau biologique composite, elles ne possèdent pas encore la résistance à l'usure et les propriétés mécaniques qui leur permettraient de remplacer l'émail à long terme[1].

Le ciment Biodentine s'inscrit dans une nouvelle approche visant à simplifier la procédure clinique.

Histoire

Les ciments à base de silicate de calcium ont été introduits pour la première fois en dentisterie en 1993 lorsque Torabinejad, de l'université de Loma Linda, a mis au point une formule basée sur le ciment Portland ordinaire (OPC) pour produire l'agrégat de trioxyde minéral, ou le MTA gris. Ce matériau était principalement composé de silicate de tri-calcium, de silicate de di-calcium, d'aluminate de tri-calcium et d'aluminoferrite de tétracalcium, en plus du sulfate de calcium et de l'oxyde de bismuth, ajoutés en tant que vernis radiographique pour les applications cliniques. Il a été développé comme matériau d'obturation de l'extrémité de la racine. Depuis peu, deux formes commerciales de MTA sont disponibles (ProRoot MTA), sous forme grise ou blanche.[45] En raison de la décoloration causée aux dents et à la gencive, le MTA gris ne peut pas être utilisé dans les zones d'intérêt esthétique. Le principal inconvénient du MTA est son temps de prise prolongé ; le MTA atteint une prise initiale de 3 à 4 heures en bouche.

Ainsi, en 2009, Septodont (Saint Maur des Fosses - France) a introduit Biodentine™ , un ciment dentaire à base de silicate de calcium à prise rapide. Le temps de prise relativement court (environ 12min), peut permettre l'utilisation de ce ciment pour des procédures de restauration. Biodentine™ a été développé comme matériau de remplacement de la dentine, une nouvelle application clinique de cette famille de matériaux, dans le but de fonctionner comme une restauration coronaire. Biodentine™ est principalement composé d'une poudre de silicate tricalcique hautement purifiée qui est préparée synthétiquement en laboratoire de novo, plutôt que d'être dérivée d'un produit de clinker de la fabrication du ciment. [46]

Tableau 1 : Étapes importantes de la biodentine

1993	Les ciments à base de silicate de calcium ont été introduits pour la première fois en dentisterie.
2002	La version blanche du MTA a été développée
2007	ProRoot MTA (Tulsa Dental Products, Tulsa, OK, USA) a été accepté par la Federal Drug Administration américaine et est devenu disponible dans le commerce.
2009	Biodentine™ , un ciment dentaire à base de silicate de calcium à prise rapide, a été introduit par Septodont (Saint Maur des Fosses - France).
2012	La première étude à démontrer l'induction d'une réparation dentinaire efficace causée par la biodentine a été réalisée par Tran et al.
2013	La première étude sur la **gestion de la perforation de la racine moyenne à l'aide de la Biodentine a été réalisée par** Grover R et al.

Discussion

La carie dentaire est la principale cause de perte de structure dentaire. Si la santé de la pulpe est menacée, une série d'interventions immédiates doivent être entreprises pour préserver la dent. La régénération est la nouvelle stratégie de traitement pour la préservation et la protection de la pulpe dentaire dans les domaines de la dentisterie pédiatrique, de l'endodontie et de la traumatologie dentaire. Le traitement commence par le maintien de la vitalité pulpaire, suivi de l'élimination de l'infection et enfin de l'obturation de l'espace pulpaire. En cas d'atteinte pulpaire, le choix du matériau doit changer et les matériaux qui interagissent avec la pulpe ou la dentine sont indiqués. L'utilisation d'un ciment hydraulique à base de silicate de calcium stimule apparemment le recrutement et la différenciation des cellules pulpaires, régule à la hausse les facteurs de transformation (expression des gènes) et favorise la dentinogenèse, montrant une interaction dynamique avec l'interface dentine et tissu pulpaire (Bogen et Chandler 2012). BiodentineTM (Septodont Ltd., Saint Maur des Fausse's, France) est un nouveau ciment commercial inorganique de restauration à base de silicate tricalcique (Ca3SiO5), présenté comme un "substitut dentinaire bioactif". Ces propriétés rendent ces matériaux idéaux pour être utilisés dans diverses applications cliniques, telles que les perforations radiculaires, l'apexification, les résorptions, les obturations rétrogrades, les procédures de coiffage pulpaire et le remplacement de la dentine. Le matériau est censé posséder de meilleures propriétés physiques et biologiques par rapport à d'autres ciments de silicate tricalcique tels que l'agrégat de trioxyde minéral (MTA) et BioaggregateTM (Bioaggregate).

COMPOSITION

Biodentine™ est conditionné dans une capsule contenant le bon ratio de poudre et de liquide comme indiqué dans les tableaux 2 et 3.

Propriétés des différents composants :

1. Silicate tricalcique (Ca3.SiOs) 80,1% : C'est le principal composant de la poudre. Il régule la réaction de prise. . C'est un matériau biocompatible et bioactif. Ses interactions avec les tissus durs et mous conduisent à une étanchéité marginale empêchant les fuites marginales et fournissent une protection à la pulpe sous-jacente en induisant une synthèse de dentine tertiaire)[5]]

2. Silicate dicalcique (2CaO.SiO2) : Il sert de deuxième matériau principal du noyau.

3. Carbonate de calcium (CaCOs) 14,1% : Il sert de charge en raison de sa taille relativement petite par rapport aux grosses particules de ciment. Le carbonate de calcium agit comme un site de nucléation, améliorant la microstructure pour les ions de prise, réduisant ainsi la durée de la période d'induction, ce qui conduit à un temps de prise plus rapide. Il y avait des

produits d'hydratation autour de la circonférence des particules de carbonate de calcium.

4. Dioxyde de zirconium (ZrO_2) 5% : Il est ajouté pour apporter la radio-opacité au ciment. L'ajout de15% de ZrO2 augmente la radio-opacité du Biodentin, permettant sa détection par radiographie sans altérer ses propriétés physico-chimiques et biologiques. Le Biodentin associé à des radiopacifiants a montré des propriétés appropriées de temps de prise, de pH et de solubilité.

5. Chlorure de calcium ($CaCl_2 .2H_2O$) : C'est un accélérateur. Dans les accélérateurs comme le chlorure de calcium, le potentiel ionique des cations et des anions contribue à l'effet en influençant les processus d'hydratation des ions ainsi que la diffusion et le transport des éléments constitutifs de la solution vers les cristaux en croissance. Des effets similaires ont été observés avec des accélérateurs organiques comme le formate de calcium. Même le simple rôle de la diminution de la valeur du pH doit être pris en compte lorsque des additifs sont insérés. En revanche, une augmentation de l'alcalinité n'a pas eu d'effet notable sur l'hydratation du C3S.

6. Agent réducteur d'eau (Superplastifiant) : Il est à base de polycarboxylate mais modifié pour obtenir une haute résistance à court terme. Il réduit la quantité d'eau requise par le mélange (eau/ciment), diminue la viscosité et améliore la manipulation du ciment.[46]

Tableau 2 (Composition chimique de la Biodentine) [47]

POUDRE	LIQUIDE
Silicate tricalcique (Ca3.SiO5) Silicate dicalcique (2CaO.SiO ?) Carbonate de calcium ($CaCO_3$) Dioxyde de zirconium (ZrO_2)	Chlorure de calcium(CaCL ?.2H2O) eau

Tableau 3 (composition et fonction)

COMPOSITION	FONCTION
Silicate tricalcique	Réguler la réaction de prise
Silicate dicalcique	Matériau de base
Carbonate de calcium	Remplissage
Dioxyde de zirconium	Radiopacifiant
Chlorure de calcium	Accélérateur
Eau	Superplastifiant

PROPRIÉTÉS

PROPRIÉTÉS PHYSIQUES ET MÉCANIQUES

- Résistance à la compression
- Microdureté
- Radiopacité
- Force d'adhérence et force d'adhérence à l'arrachement
- Résistance à la flexion
- Densité et porosité
- Solubilité
- Microfuite
- Adaptation marginale et capacité d'étanchéité
- Stabilité de la couleur et potentiel de coloration
- Résistance à la rupture

PROPRIÉTÉS BIOLOGIQUES

- Bioactivité et biocompatibilité
- Activité antimicrobienne
- Expression génétique
- Cytotoxicité

PROPRIÉTÉS PHYSIQUES ET MÉCANIQUES

1. Résistance à la compression

La résistance à la compression est La résistance à la compression est la contrainte requise pour fracturer un matériau.

La résistance à la compression de la biodentine est d'environ 220 MPa, ce qui est égal à la moyenne pour la dentine de 290 MPa.

Pendant la prise de la Biodentine, la résistance à la compression augmente de 100 MPa dans la première heure et de 200 MPa à la 24e heure et elle continue à s'améliorer avec le temps sur plusieurs jours jusqu'à atteindre 300 MPa après un mois, ce qui est comparable à la résistance à la compression de la dentine naturelle, c'est-à-dire 297 MPa[6].

Une étude menée par Grech L. et al. a montré que la Biodentine avait la plus grande résistance à la compression par rapport aux autres matériaux testés, en raison du faible rapport eau/ciment utilisé dans la Biodentine [4].

2. Microdureté

La microdureté est la dureté d'une substance (comme un alliage) mesurée par un pénétrateur qui pénètre.

La microdureté de la Biodentine à 60 HVN est identique à celle de la dentine naturelle [2] Grech et al. ont évalué la microdureté du matériau à l'aide d'un pénétrateur en forme de diamant. Leurs résultats ont montré que la Biodentine présentait des valeurs supérieures à celles du Bioaggregate et de l'IRM. Camilleri[4]

3. Radiopacité

La radiopacité est une propriété importante que l'on attend d'un matériau rétrograde ou de réparation, car ces matériaux sont généralement appliqués en faibles épaisseurs et doivent être facilement discernés des tissus environnants. La norme ISO 6876:2001 a fixé à 3 mm d'aluminium la valeur minimale de radiopacité pour les ciments endodontiques. Parallèlement, selon la spécification ANSI/ADA numéro 57, tous les scellements endodontiques doivent être d'au moins 2 mm d'aluminium plus radio-opaques que la dentine ou l'os.[4]

La composition de Biodentine est exempte d'aluminium et contient de l'oxyde de tantale comme radio-opacifiant. Biodentine contient de l'oxyde de zirconium, permettant une identification sur les radiographies. Selon la norme ISO, Biodentine présente une radio-opacité équivalente à 3,5 mm d'aluminium. Cette valeur est supérieure à l'exigence minimale de la norme ISO (3 mm d'aluminium). Cela rend BiodentineTM particulièrement adapté aux indications endodontiques de réparation des canaux)[46]]

Grech et al. dans une étude évaluant les prototypes de ciment de silicate tricalcique radiopacifié, Bioaggregate et Biodentine, ont conclu que tous les matériaux avaient des valeurs de radiopacité supérieures à 3 mm Al [6].

4. Force d'adhérence et force d'adhérence par poussée

Force d'adhérence. Quantité de force nécessaire pour rompre la connexion entre une restauration (dentaire) collée et la surface de la dent, la rupture se produisant dans ou près de l'interface adhésif/adhérent. (bond strength) Expression du degré d'adhérence entre la surface de la dent et un autre matériau.

La force de liaison push out détermine le degré de résistance au délogement d'un matériau d'obturation lorsqu'il est appliqué à la dentine du canal radiculaire. Afin d'établir la force d'adhérence, une charge de traction est positionnée verticalement par rapport à l'axe longitudinal de la racine jusqu'à ce que l'obturation soit déplacée. La force d'adhérence entre les matériaux de restauration et le revêtement de la cavité est un facteur important pour la qualité des traitements d'obturation dentaire. Il a été estimé qu'une force d'adhérence allant de 17 MPa à 20 MPa est nécessaire pour résister suffisamment aux forces de contraction afin de constituer des marges de restauration sans espace. La force de liaison de la biodentine est de 6,25±0,40 MPa.[[48]]

La Biodentine a une composition exempte d'aluminium et contenant de l'oxyde de tantale comme radio-opacifiant. Cette composition est censée être associée à une propriété biologique améliorée. La présence de chlorure de calcium, et la réduction concordante du temps de prise et du temps de contact, ont probablement fourni la force de liaison élevée dans le groupe biodentine.

Les valeurs de force d'adhérence plus élevées de la biodentine peuvent, en partie, résulter de la taille plus petite de ses particules, ce qui a le potentiel d'améliorer la pénétration du ciment dans les tubules dentinaires sans médicament, conduisant à une force d'adhérence améliorée. Cet effet peut être renforcé par la formation de ponts dentinaires résultant de la croissance des cristaux dans les tubules dentinaires, ce qui entraîne une rétention micromécanique accrue.

Étant donné que la Biodentine est recommandée pour être utilisée comme substitut dentinaire sous les restaurations permanentes, des études ont été réalisées pour évaluer la force d'adhérence du matériau avec différents systèmes de collage [4]. [4]

Comme il est recommandé d'utiliser la Biodentine comme substitut dentinaire et matériau de réparation des perforations, elle doit avoir une force d'adhérence suffisante avec les parois dentinaires pour empêcher le délogement du site opéré[46].

Aggarwal et al ont évalué la force d'adhérence de Biodentine, ProRoot MTA et MTA Plus dans des réparations de perforation de furcation et ont trouvé qu'après 24 heures, MTA avait moins de force d'adhérence que Biodentine.

Guneser et al ont montré que la Biodentine était un bon matériau de réparation même après avoir été exposée à des solutions d'irrigation à base de NaOCl, de chlorohexidine et de solution saline.

5. Résistance à la flexion

La résistance à la flexion d'un matériau est définie comme la contrainte de flexion maximale qui peut être appliquée à ce matériau avant qu'il ne cède.

La résistance à la flexion de la biodentine est de 22 MPa.[5]

Une résistance élevée à la flexion est une condition préalable à tout matériau de restauration pour son efficacité à long terme dans la cavité buccale. L'essai de flexion en 3 points est utilisé comme paramètre pour mesurer la résistance à la flexion d'un matériau et cet essai a une grande importance clinique. La valeur de la flexion obtenue avec Biodentine™ après 2 heures était de 34 MPa . [46]

6. Densité et porosité

La porosité de la biodentine est de 6,8 MPa.

La Biodentine est particulièrement indiquée dans des cas tels que la réparation de perforations, les traitements de la pulpe vitale et les obturations rétrogrades où une fermeture hermétique est obligatoire. Par conséquent, le degré de porosité joue un rôle très important dans la réussite globale des traitements réalisés à l'aide de ces matériaux, car c'est un facteur critique qui détermine la quantité de fuite. Il a été démontré que la porosité a un impact sur de nombreux autres facteurs, notamment l'adsorption, la perméabilité, la résistance et la densité. [4]

La résistance mécanique des matériaux à base de silicate de calcium dépend également de leur faible niveau de porosité. Plus la porosité est faible, plus la résistance mécanique est élevée. Les propriétés mécaniques supérieures de Biodentine™ ont été attribuées à la faible teneur en eau lors de la phase de mélange.[46]

C'est le facteur critique qui détermine la quantité de fuite et le résultat du traitement, car un diamètre de pore plus important entraîne une fuite plus importante, ce qui correspond à la pénétration et à la transmission de micro-organismes et donc à la compromission du joint hermétique.[6]

7. Solubilité

La solubilité est une propriété qui influence positivement ou négativement l'étanchéité à long terme de tout matériau endodontique. L'absence de solubilité a également été présentée comme une caractéristique idéale pour les matériaux d'obturation radiculaire.[49]

Le pourcentage de solubilité moyen le plus élevé a été enregistré pour la Biodentine, soit 3,361178 ± 0,2621%.[50] Selon M. A. Alazrag et al (2020), la biodentine a une solubilité élevée par rapport au TheraCal LC, au MTA-angelus et à la biodentine.

Grech et al. ont démontré des valeurs de solubilité négatives pour la Biodentine, dans une étude évaluant les propriétés physiques des matériaux. Ils ont attribué ce résultat au dépôt de substances telles que l'hydroxyapatite sur la surface du matériau lorsqu'il est en contact avec les fluides des tissus synthétiques. Cette propriété est plutôt favorable car elle indique que le matériau ne perd pas de particules susceptibles d'entraîner une instabilité dimensionnelle. [4]

8. Microfuite

Lorsqu'il est utilisé spécifiquement comme matériau de revêtement ou de base, il faut particulièrement tenir compte des fuites de Biodentine, car celles-ci peuvent entraîner une sensibilité postopératoire et des caries secondaires, conduisant à l'échec du traitement. [46]

La biodentine est associée à un pH élevé (12) et libère des ions calcium et silicium qui stimulent la minéralisation et créent une " zone d'infiltration minérale " le long de l'interface dentine-ciment, ce qui permet une meilleure étanchéité.[6]

9. Adaptation marginale et capacité de scellement

L'adaptation marginale a une corrélation avec la capacité de scellement du matériau dentaire et, par conséquent, un effet sur le taux de réussite clinique. L'adhésion micromécanique de Biodentine a permis une excellente adaptabilité des cristaux de Biodentine à la dentine sous-jacente.[6]

Une étude clinique randomisée a été réalisée sur la restauration des dents postérieures avec Biodentine. Biodentine a été appliqué comme matériau de restauration en vrac dans les cavités dentinaires profondes en remplacement de la dentine et de l'émail. Les résultats de cette étude ont montré que la Biodentine était facile à manipuler, présentait une excellente forme anatomique, une adaptation marginale et un très bon contact interproximal[3].

10. Stabilité de la couleur et potentiel de coloration

La littérature sur la décoloration révèle que la présence d'éléments de transition, à savoir le fer, le manganèse, le cuivre et le chrome, confère une forte couleur au matériau sous ses formes d'oxyde. De même, le bismuth, élément plus lourd, provoque une décoloration en raison de son oxyde jaune[6].

Josette Camilleri et al ont mené une étude en 2015 sur le potentiel de coloration de Neo MTA Plus, MTA Plus et Biodentine utilisés pour les procédures de pulpotomie et ils ont conclu que Tous les matériaux testés sont adaptés pour être utilisés dans le traitement des dents immatures car ils ont tous produit de l'hydroxyde de calcium, qui est nécessaire pour induire la formation d'un pont dentinaire et la formation continue de la racine. Neo MTA Plus et Biodentine sont des alternatives appropriées au remplacement de la dentine et ils ne présentent pas de décoloration. [51] (Figure 1)

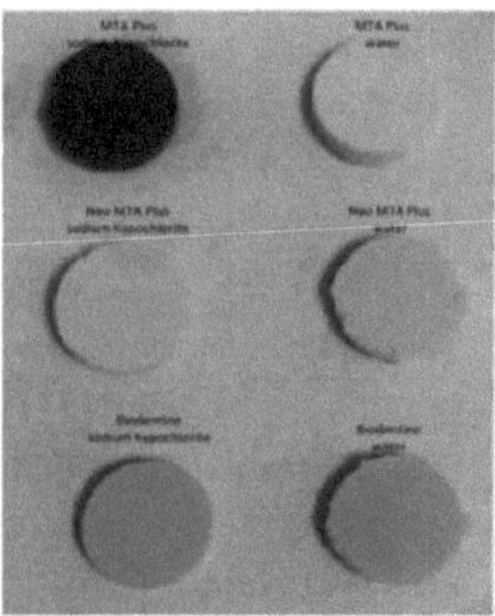

Figure 1 : Images des matériaux testés après immersion dans l'hypochlorite de sodium ou l'eau

11. Résistance aux fractures

La résistance moyenne à la rupture de la Biodentine est de 458.50

Parul Chauhan et al en 2021 évaluent et comparent la résistance à la fracture des dents traitées endodontiquement en utilisant la Biodentine, le ciment verre ionomère conventionnel (GIC), le ciment verre ionomère modifié par la résine (RMGIC), le composite Nanohybrid et le résultat est que la Biodentine a montré la plus grande résistance moyenne à la fracture.[52]

La résistance à la fracture de l'assemblage post-core radiculaire est d'une importance capitale pour la stabilité à long terme de la restauration. La contrainte générée à l'intérieur du corps s'oppose à la force externe pour prévenir la fracture. Lorsque cette force dépasse la contrainte interne, il en résulte une fracture. Par conséquent, lorsque le stress dépasse la force de cohésion de l'objet, l'objet se brise.[38]

PROPRIÉTÉS BIOLOGIQUES

1. Bioactivité et biocompatibilité

Comme tout autre matériau de restauration, la biocompatibilité de Biodentine a été étudiée pour s'assurer de son innocuité lors de son application sur les cellules. L'évaluation de sa génotoxicité sur des souches bactériennes par le test d'Ames et ses effets sur la formation de micronoyaux par des lymphocytes humains ont démontré l'absence de tout effet mutagène du matériau. De même, lorsqu'il a été testé sur des cellules cibles de la pulpe humaine, aucune rupture ou dommage de l'ADN n'a été observé avec le test des comètes. Ces résultats ont démontré l'absence d'effets génotoxiques de la Biodentine in vitro. La biocompatibilité du matériau a également été étudiée par son application directe sur des cellules pulpaires humaines simulant la condition pulpaire directe et indirectement à travers une tranche de dentine pour simuler son coiffage pulpaire indirect in vivo. Dans les deux cas, on a constaté que la Biodentine n'affectait pas la viabilité des cellules cibles dans les conditions d'application in vivo. De plus, lorsque la Biodentine a été appliquée sur des cellules pulpaires humaines pour étudier ses effets sur leurs fonctions spécifiques en étudiant l'expression des fonctions spécifiques des odontoblastes telles que l'expression de la Nestin (un marqueur spécifique des odontoblastes humains) et de la Sialoprotéine de la dentine, la Biodentine n'a pas inhibé l'expression de ces protéines mais a plutôt induit leur expression et la capacité de minéralisation des cellules. D'autres investigations ont démontré l'absence de toxicité de la Biodentine pour les cellules ostéoblastes humaines MG63 avec le test MTT avec des propriétés comparables à celles du MTA.[53]

About et al. en 2005 ont étudié que le matériau Biodentine est non cytotoxique et non génotoxique pour les fibroblastes de la pulpe, quelle que soit la concentration, et qu'il stimule la régénération de la dentine en induisant la différenciation des odontoblastes à partir des cellules progénitrices de la pulpe et en favorisant la minéralisation, générant une dentine réactionnelle ainsi qu'un pont dentinaire dense)[52]

2. Activité antimicrobienne

L'activité antibactérienne des matériaux qui peuvent être utilisés à la fois comme ciments de scellement dentaire et comme matériaux de coiffage pulpaire, pendant et après la prise, revêt une importance clinique, car cette propriété peut contribuer à l'élimination ou à la réduction des bactéries qui sont restées viables sur les parois de la préparation ou des bactéries qui peuvent accéder à la cavité par les espaces marginaux.

Une étude menée, par M.M. Zayed et al en 2015 et le diamètre de la plus grande zone d'inhibition mesurée était avec la Biodentine, suivi par celui du verre ionomère modifié par une résine. L'hydroxyde de calcium photopolymérisé a montré la plus petite zone d'inhibition [54].

[Figure 2].

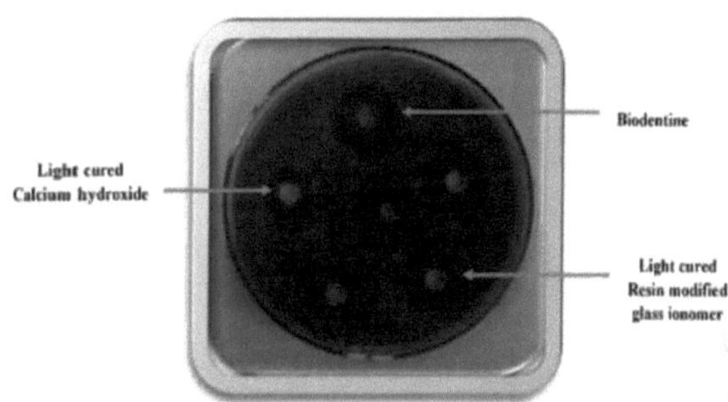

Figure 2 : Les zones d'inhibition des différents ciments bioactifs testés.

3. Expression génétique

La biodentine a démontré sa capacité à induire la différenciation odontoblastique des cellules souches de la pulpe dentaire humaine (CSDPh) obtenues à partir de troisièmes molaires endommagées, par l'intermédiaire des voies de l'hème oxygénase-1 (HO-1), des espèces réactives de l'oxygène (ERO), du facteur nucléaire E2-facteur-2 (Nrf2), de la protéine kinase activée par des agents mitogènes (MAPK) et de la protéine kinase dépendante de la calmoduline (CAMKII) (Chang et al. 2014 ; Luo et al. 2014b ; Jung et al. 2015). La biodentine a augmenté la phosphorylation de la kinase régulée par le signal extracellulaire (ERK), de la p38 et de la kinase N-terminale c-Jun (Jung et al.

2015) . Tout comme l'ATM ProRoot, la Biodentine a également induit la régulation à la hausse de l'ostéocalcine (OCN), de la sialophosphoprotéine dentinaire (DSPP), de la phosphoprotéine acide de la matrice dentinaire 1 (DMP1), du collagène de type I (COL1A1), du facteur de transcription lié à Runx2 et de la sialoprotéine osseuse (BSP) lors de l'exposition aux CDHP (Chang et al. 2014 ; Luo et al. 2014b ; Widbiller et al. .[34]

Dans une analyse in vivo, il a été rapporté que la Biodentine présentait un nombre plus élevé de cellules inflammatoires et de cellules immunomarquées à l'interleukine-6 (IL-6) par rapport au MTA à 7 et 15 jours, cependant cette réaction a révélé une réduction progressive et significative de l'immunoexpression de l'IL-6, dans les capsules adjacentes à la Biodentine de 7 à 60 jours, renforçant le concept que la Biodentine est un matériau biocompatible (Da Fonseca et al. 2015)[55].

4. Cytotoxicité

Lors du coiffage pulpaire, de la réparation des perforations et de l'obturation rétrograde, la cytotoxicité du matériau utilisé peut influencer la viabilité des cellules périradiculaires et provoquer la mort cellulaire par apoptose ou nécrose. Pour favoriser la guérison et la restauration de la fonction de la dent, les matériaux dentaires doivent soit stimuler la réparation, soit être biologiquement neutres. Par conséquent, il est important d'éviter les matériaux dentaires qui sont toxiques pour les tissus pulpaires et péri-apicaux et qui pourraient compromettre le résultat clinique)[56]]

Une étude menée par M. Collado-Gonzalez et all en 2017 sur la cytotoxicité et la bioactivité de divers matériaux de pulpotomie sur les cellules souches de dents primaires humaines exfoliées et dans cette étude Biodentine a montré une meilleure cytocompatibilité et bioactivité que MTA Angelus, Theracal LC et IRM.[54]

INDICATIONS DE LA BIODENTINE

Biodentine, le premier matériau biocompatible et bioactif, peut être utilisé partout où la dentine est endommagée. Le caractère unique de Biodentine réside non seulement dans sa chimie innovante, bioactive et "pulprotectrice", mais aussi dans son application universelle, tant dans la couronne que dans la racine[5].

Les indications recommandées sont les suivantes

- Remplacement temporaire de l'émail
- Remplacement de la dentine permanente
- Restauration de lésions carieuses coronaires profondes et/ou importantes (technique sandwich)
- Restauration des lésions cervicales et/ou radiculaires profondes
- Capsulage de la pâte à papier
- Pulpotomie
- Perforation de la racine du repaire
- Perforation de la furcation du repaire
- Résorptions internes perforantes

- Réparation des résorptions externes
- Apexification
- Obturation de l'extrémité de la racine dans la chirurgie endodontique rétrograde. [47]

CONTRE-INDICATION

- Les limites d'utilisation comprennent la restauration d'une grande perte de substance dentaire exposée à un stress élevé.
- Restauration esthétique des dents antérieures et traitement des dents irréversibles.

  pulpite. [47]

AVANTAGES

1. Il peut être placé en contact direct avec la pulpe
2. Il ne nécessite pas de photoactivation et peut donc être placé en vrac.
3. Facile à manipuler Temps de réglage court
4. Bonne intégrité marginale
5. Biocompatibilité et bioactivité

MANIPULATION

Temps de travail : jusqu'à 6 minutes.

Temps de prise finale - 10 à 12 minutes.

La biodentine peut être manipulée par deux méthodes : la méthode mécanique et la méthode manuelle. [52]

Dans la méthode mécanique, le matériau est préparé par mélange avec un amalgamateur. Cependant, la préparation initiale consiste à taper et à ouvrir la capsule contenant la poudre, puis à ajouter à la capsule cinq gouttes de liquide provenant du récipient unidose. Figure 3 Celle-ci est ensuite fermée et placée dans un amalgamateur pendant 30 secondes. Elle peut ensuite être manipulée avec un porte-amalgame, une spatule ou un pistolet à amalgame. Le temps total de manipulation est de 12 minutes, dont 6 minutes pour le mélange et la mise en place et 6 autres minutes pour la prise. [51]

Dans la méthode manuelle, un bloc de mélange est pris et le liquide et la poudre sont bien mélangés avec une spatule pendant environ 30 à 45 secondes.[50]

MODE D'EMPLOI

MIXING

1) Prenez une capsule et tapez-la doucement sur une surface dure pour détacher la poudre.

2) Ouvrez une capsule et placez-la sur le support de capsule blanc.

3) Détachez un récipient unidose de liquide et tapez doucement sur le bouchon scellé pour faire descendre tout le liquide dans le récipient.

4) Tournez le bouchon pour l'ouvrir. Veillez à ce qu'aucune goutte de liquide ne tombe du récipient unidose.

5) Versez 5 gouttes du récipient unidose dans la capsule.

6) Fermez la capsule. Placez la capsule sur un dispositif de mélange, tel que Technomix, Tac 400 (Lineatac), Silamat, Cap-Mix, Rotomix, Ultramat etc., à une vitesse de 4000 - 4200 rotations/min.

7) Mélangez pendant 30 secondes.

8) Ouvrez la capsule et vérifiez la consistance du matériau. Si vous préférez une consistance plus épaisse, attendez 30 secondes à 1 minute avant de vérifier à nouveau. Ne dépassez pas le temps de travail.[53]

9) Recueillir la Biodentine® avec l'instrument fourni dans la boîte. En fonction de l'application souhaitée, vous pouvez manipuler la Biodentine® avec un porte-amalgame, une spatule ou un pistolet pour canal radiculaire. Rincez et nettoyez rapidement les instruments pour éliminer tout résidu de matériau.

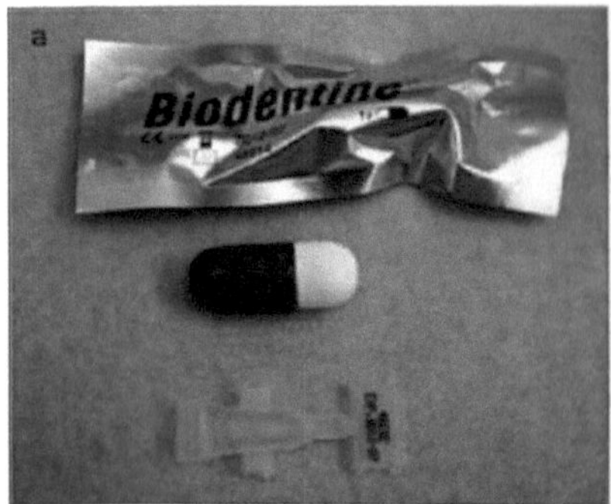

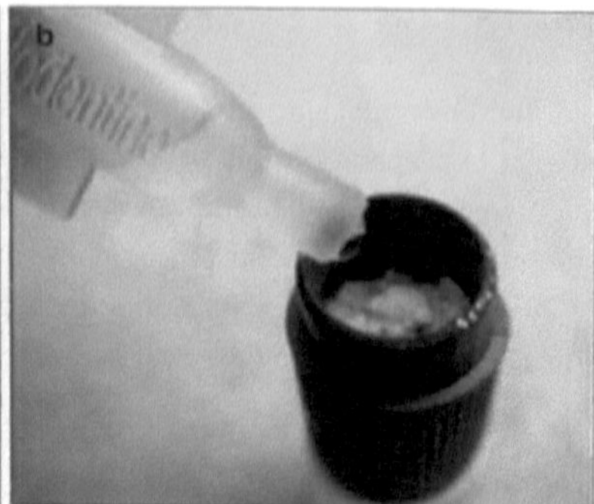

Figure 3 (a). Biodentine (b). Mélange de Biodentine

PRÉCAUTIONS D'UTILISATION

- Assurez-vous que le barrage en caoutchouc est correctement placé de manière à isoler complètement le champ opératoire.
- La contamination par l'eau ralentit la prise du matériau. Évitez toute exposition à l'eau et aux fluides pendant la phase de prise initiale et finale, c'est-à-dire pendant 12 minutes.

- Produit à usage unique : ce produit est conçu pour être utilisé pour un seul patient.

La réutiliser créerait un risque de contamination.[53]

PRÉSENTATION

- Le matériau se présente sous la forme d'une poudre capsulée et d'un flacon liquide à bouchon tournant [Figure 4].[52]

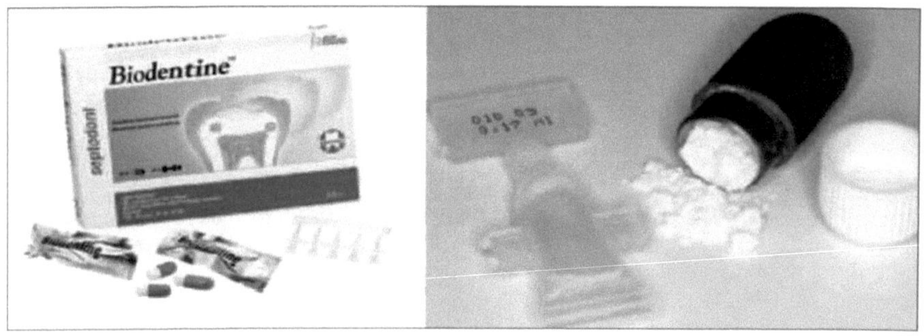

(Figure 4) Présentation de la Biodentine

TEMPS DE RÉGLAGE

Le temps de prise est la durée nécessaire pour que la biodentine durcisse jusqu'à son état permanent.

Les temps de prise nets du ciment ont été mesurés selon la méthode ISO pour le ciment dentaire à base d'eau (ISO 9917-1:2007).

Le temps de travail de la Biodentine est de 6 minutes avec une prise finale d'environ 10-12 minutes)[50]] (Table-4)

FACTEURS AFFECTANT LE TEMPS DE PRISE

Les principaux facteurs affectant le temps de prise sont

- composition du ciment

- rapport eau/ matériaux cimentaires □

  Température et adjuvants.

COMPOSITION DU CIMENT

Lorsque le ciment s'hydrate plus rapidement, le temps de prise est réduit.

RAPPORT EAU/MATÉRIAU CIMENTAIRE

L'augmentation du rapport eau - ciment entraîne une augmentation du temps de prise.

TEMPÉRATURE, ET ADJUVANTS

Le temps de réglage diminue à mesure que la température augmente.

BIODENTINE	Temps de réglage initial (minutes)	Temps de prise finale (minutes)	Caractéristiques de porosité {densité(g/cm3)
	10	12	2.260 (0.002)

TABLEAU 4- Temps de prise de la Biodentine

RÉACTION DE RÉGLAGE

Lorsque la poudre et le liquide de Biodentine sont mélangés avec un amalgameur, la prise du matériau est une réaction d'hydratation. La réaction de la poudre avec le liquide conduit à la prise et au durcissement du ciment. Alors que les silicates de calcium se dissolvent partiellement en ajoutant le liquide, un hydrogel de gel de silicate de calcium hydraté (gel CSH) et d'hydroxyde de calcium va précipiter à la surface des particules de silicate restantes et dans les espaces entre les particules, ce qui entraîne une diminution significative de la porosité du matériau et une augmentation de sa résistance à la compression au fil du temps[3].

Par conséquent, les produits finaux de ce procédé sont le gel de silicate de calcium hydraté [gel CSH] [CSH=].

$3CaO.2SiO_2.3H_2O$] et l'hydroxyde de calcium [$Ca(OH)_i$].

$$2\,[3CaO.SiO_2] + 6H_2O \longrightarrow 3CaO.SiO_2.3H_2O + 3\,Ca(OH)_2$$

STRUCTURE MOLECULAIRE DU MATERIAU DE SERIE : La structure finale du matériau de sertissage est composée d'une matrice de gel de silicate de calcium hydraté avec des cristaux de CaCO3 interposés entre les grains de ciment qui n'ont pas réagi.[51] (Figure 5)

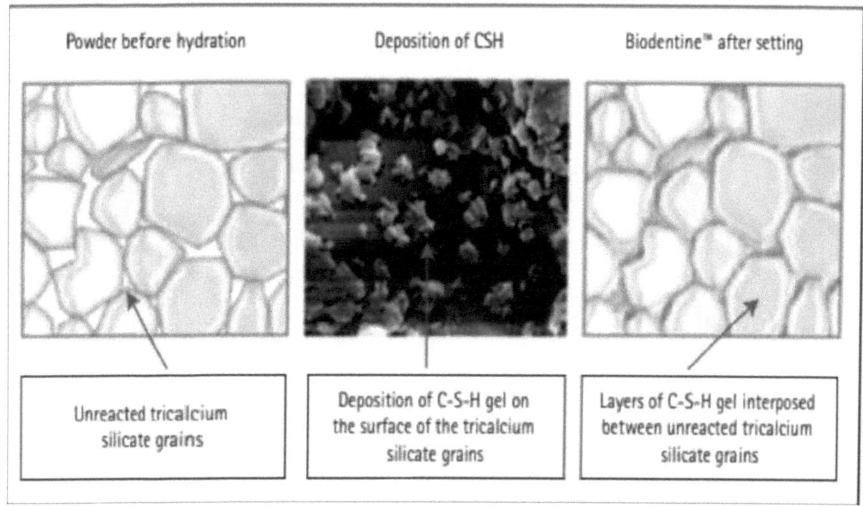

Figure 5 : Structure moléculaire de la biodentine

MÉCANISME D'ACTION

Selon Priyalakshmi.S et al, la Biodentine induit une minéralisation après son application.

La minéralisation se produit sous forme d'ostéodentine en exprimant les marqueurs des odontoblastes.

& augmente la sécrétion de TGF-Beta1 par les cellules pulpaires permettant une minéralisation précoce. [41] Pendant la prise du ciment, de l'hydroxyde de calcium se forme. En raison de son pH élevé, l'hydroxyde de calcium provoque une irritation dans la zone d'exposition. Il a été suggéré que cette zone de nécrose de coagulation provoque la division et la migration des cellules précurseurs vers la surface du substrat, l'addition et la cytodifférenciation en cellules de type odontoblaste. Ainsi, la Biodentine induit l'apposition de la dentine réactionnelle par stimulation des odontoblastes et de la dentine réparatrice par différenciation cellulaire. En raison de sa forte alcalinité, elle a des effets inhibiteurs sur les micro-organismes.[2] Diagramme de flux 1

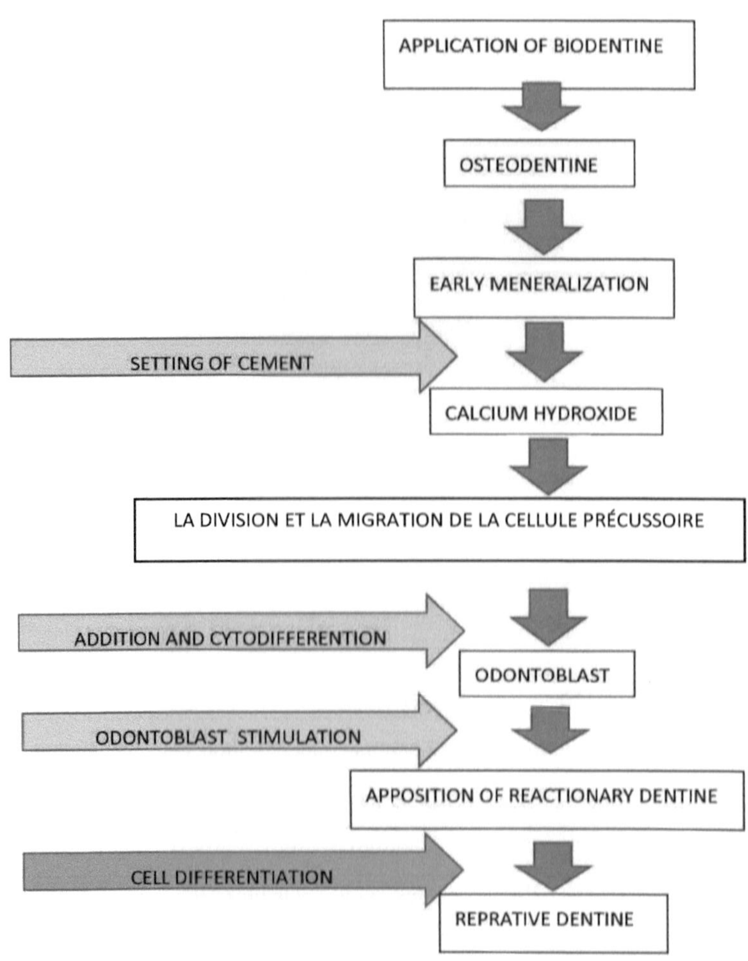

Diagramme de flux 1 : Mécanisme d'action de la Biodentine

APPLICATIONS CLINIQUES DE LA BIODENTINE EN DENTISTERIE PÉDIATRIQUE

SUBSTITUT DENTINAIRE

Il a été démontré qu'aucune complication postopératoire n'a été établie lorsque la biodentine a été utilisée comme alternative dans les restaurations en composite de classe 1 et 2. (Figure 6)

Ces résultats indiquent que la biodentine peut être utilisée comme substitut dentinaire sous une restauration composite pour les dents postérieures.

Une étude de Valles et al a suggéré que la biodentine présentait une stabilité de couleur et les résultats ont prouvé que la biodentine pouvait remplacer les matériaux de restauration photopolymérisés dans les zones sensibles sur le plan esthétique. La biodentine ayant toutes les propriétés mécaniques similaires à la dentine de la dent, elle peut être utilisée comme un matériau idéal de substitution de la dentine.[50]

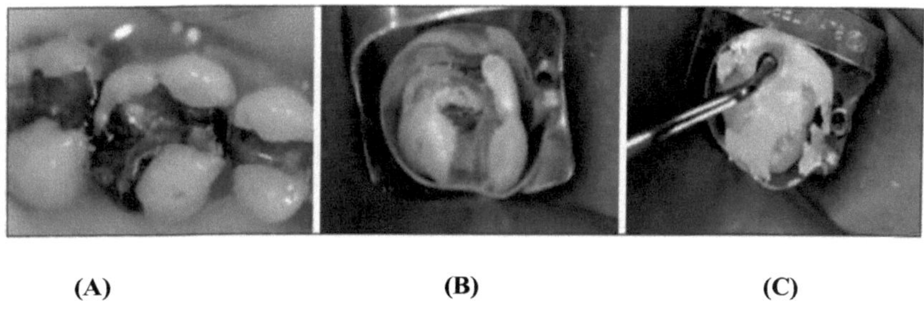

(A) **(B)** **(C)**

Figure 6

a) Pré-opératoire

b) Après la dépose de l'amalgame

c) Placement de la biodentine.[51]

RESTAURATION IMMÉDIATE DE L'ÉMAIL

Évaluer la vitalité pulpaire par les tests habituels : Biodentine® n'est pas indiqué pour le traitement des dents présentant une pulpite irréversible.

1) Isolez la dent avec une digue en caoutchouc.

2) Retirez la dentine infectée avec une fraise ronde et/ou une excavatrice manuelle. Laissez la dentine affectée.

3) Adapter une matrice autour de la dent si une paroi est manquante.

4) Préparer la Biodentine® comme indiqué ci-dessus (instructions de mélange de la Biodentine®)

5) Insérer la Biodentine® dans la cavité, de manière à ce que le volume de dentine manquante soit remplacé par le même volume de Biodentine® en évitant d'emprisonner des bulles d'air. Aplatir le matériau sans pression excessive et assurer une bonne adaptation aux parois et aux bords de la cavité.

6) Attendre la fin du temps de prise (12 minutes) avant de réaliser la restauration permanente de l'émail. Biodentine® est compatible avec toutes les techniques de restauration directe de couronnes et notamment avec tous les types de systèmes de collage.[57]

RESTAURATION NON IMMÉDIATE DE L'ÉMAIL

Évaluer la vitalité pulpaire par les tests habituels : Biodentine® n'est pas indiqué pour le traitement des dents présentant une pulpite irréversible.

1) Isolez la dent avec une digue en caoutchouc.

2) Retirez la dentine infectée avec une fraise ronde et/ou une excavatrice manuelle. Laissez la dentine affectée.

3) Adapter une matrice autour de la dent si une paroi est manquante.

4) Préparer la Biodentine® comme indiqué ci-dessus (instructions de mélange de la Biodentine®)

5) Insérer la Biodentine® dans la cavité en évitant de piéger les bulles d'air. Veiller à une bonne adaptation du matériau aux parois et aux bords de la cavité. Ne pas appliquer de pression excessive sur le matériau.

6) Modéliser la surface de la restauration

7) Attendez la fin du temps de prise (12 minutes) avant de retirer la matrice.

8) Pour optimiser les propriétés mécaniques du matériau et faciliter l'élimination de la matrice, un vernis peut être appliqué sur la surface de la restauration.

9) Vérifiez l'occlusion.

10) Entre une semaine et six mois après la mise en place de la Biodentine®, préparer la cavité selon les critères recommandés pour le matériau de restauration choisi. Le matériau Biodentine® restant peut être considéré comme de la dentine artificielle saine et laissé en permanence dans les zones profondes de la cavité et dans les zones adjacentes à la chambre

pulpaire. Biodentine® est compatible avec toutes les techniques de restauration directe ou indirecte par couronne (Inlay/Onlay), et notamment avec tous les types de systèmes de collage.[53]

CAPSULAGE DE LA PULPE

La Biodentine est recommandée comme médicament efficace pour la procédure de coiffage de la pulpe, car elle a la particularité de former un pont dentinaire et de provoquer une réaction tissulaire. De plus, elle a la capacité d'amorcer une minéralisation précoce des cellules pulpaires en libérant du TGF- BETA, favorisant ainsi la guérison de la pulpe. Figure 7

L'étude menée par Nowicka et al, avec la biodentine utilisée comme matériau de coiffage pulpaire, a montré qu'elle présentait une formation de pont dentinaire sans aucune réponse inflammatoire. Ainsi, une fois de plus, elle s'est avérée être un bon agent de coiffage pulpaire.[50]

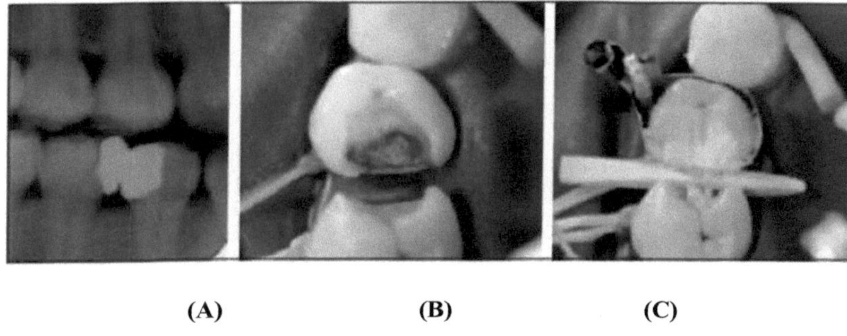

(A) **(B)** **(C)**

***Figure :** 7*

a) Pré-opératoire

b) Préparation de la cavité

c) Placement de la biodentine .[51]

MÉTHODE D'APPLICATION

Évaluer la vitalité pulpaire par les tests habituels : Biodentine® n'est pas indiqué pour le traitement des dents présentant une pulpite irréversible.

1) Isolez la dent avec une digue en caoutchouc.

2) Retirez la dentine infectée avec une fraise ronde et/ou une excavatrice manuelle. Laissez la dentine affectée.

3) Adapter une matrice autour de la dent si une paroi est manquante.

4) En cas de saignement dans la pulpe, l'hémostase doit être réalisée avant l'application de

Biodentine®.

5) Préparez la Biodentine® comme indiqué ci-dessus (instructions de mélange de la Biodentine®).

6) Placer Biodentine® directement sur la pulpe exposée en évitant de piéger les bulles d'air. Veiller à une bonne adaptation du matériau aux parois et aux bords de la cavité. Ne pas appliquer de pression excessive sur le matériau.

7) Effectuer la restauration immédiate ou non immédiate de l'émail comme indiqué ci-dessus.[53]

Un rapport de cas de coiffage pulpaire direct en 2017 Une patiente de 45 ans avait consulté pour un amalgame défectueux sur la dent 36. (Figure 8)

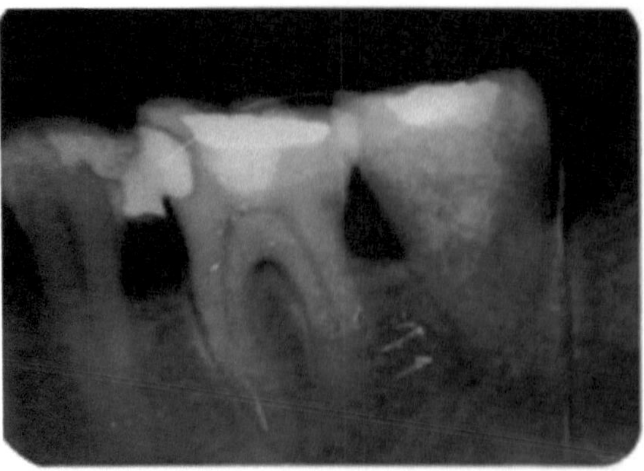

Figure 8 : Dents 35 et 36 d'un patient âgé de 45 ans.

Il présente une lésion carieuse secondaire mésiale sur la dent 36 sous la restauration en amalgame défectueuse.

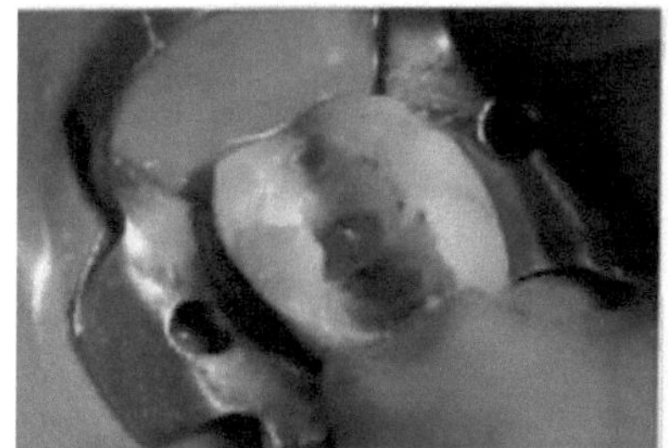 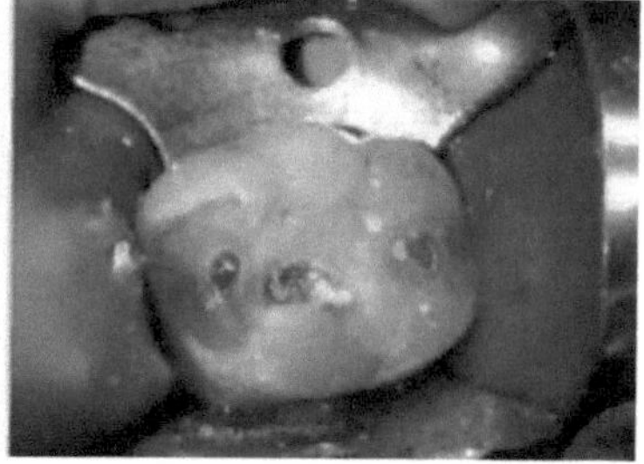

Figure 9 : Exposition iatrogène de la pulpe lors de l'excavation de la carie.

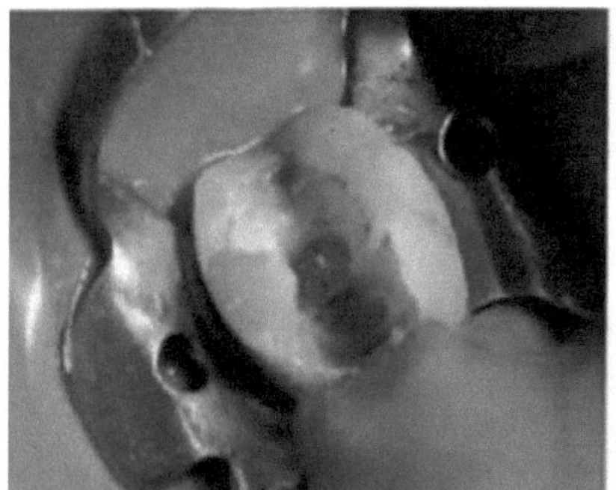 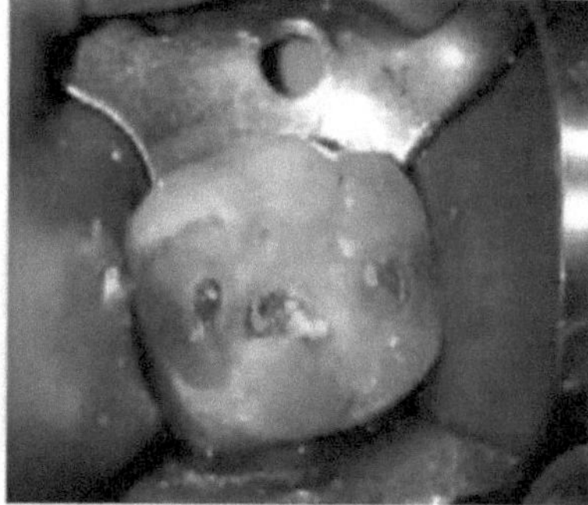

Figure 10 : Hémostase

Après l'hémostase, la Biodentine a été préparée et appliquée sur le tissu pulpaire exposé pour un recouvrement direct et comme restauration temporaire

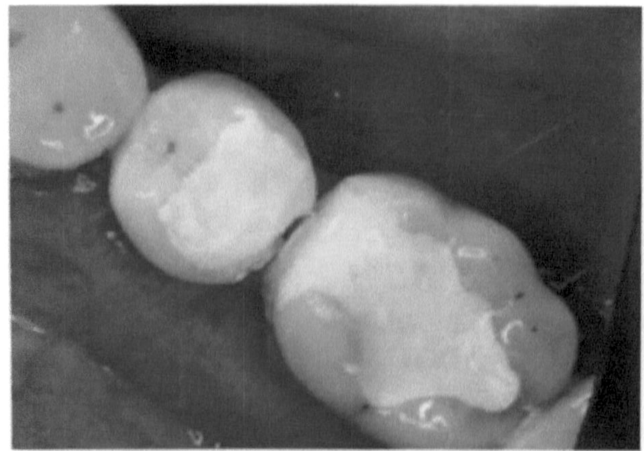

Figure 11 : Après 12 à 15 minutes de restauration biodentine

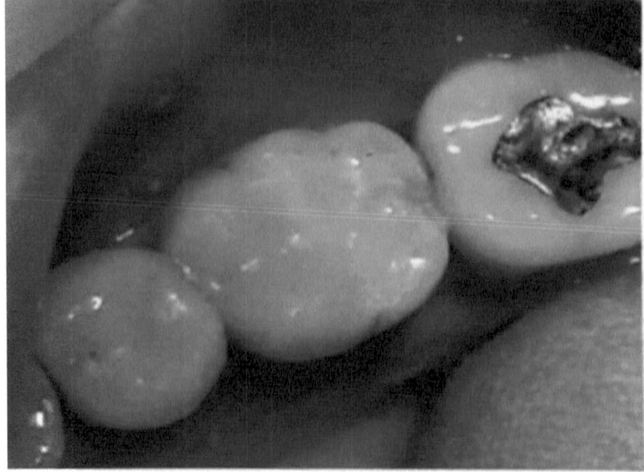

Figure 12 : Trois mois après le coiffage direct, la Biodentine a été partiellement retirée pour placer une restauration permanente en composite.[58]

PULPOTOMIE

En dentisterie pédiatrique, lorsque l'inflammation se situe dans la pulpe coronaire et que le coiffage direct de la pulpe n'est pas une option thérapeutique recommandée, la pulpotomie est la procédure clinique la plus couramment acceptée. L'un des principaux avantages de l'utilisation de la biodentine pour la pulpotomie est qu'elle nécessite moins de temps et qu'elle sert simultanément de matériau d'obturation et de pansement. Ainsi, il a été constaté que la biodentine a la capacité de maintenir la vitalité pulpaire chez les patients optant pour un traitement par pulpotomie.

Villat et al ont traité les secondes prémolaires d'un patient de 12 ans par pulpotomie partielle. Après un suivi de 6 mois, ils ont constaté la formation d'un pont dentinaire homogène et la poursuite du développement radiculaire, ce qui rend le matériau bien meilleur que les autres matériaux.[50] (Figure 13 et Figure 14)

1) Isolez la dent avec une digue en caoutchouc.

2) Enlevez la dentine infectée avec une fraise ronde et/ou un excavateur manuel.

3) Accédez à la chambre à pulpe et nettoyez la pulpe.

4) En cas de saignement dans la pulpe, l'hémostase doit être réalisée avant l'application de Biodentine®.

5) Adapter une matrice autour de la dent si une paroi est manquante.

6) Préparez la Biodentine® comme indiqué ci-dessus (instructions de mélange de la Biodentine®).

7) Placez Biodentine® directement dans la chambre pulpaire et assurez-vous d'une bonne adaptation aux parois et aux bords de la cavité.

8) Modélisez la surface de la restauration.

9) Attendez la fin du temps de prise (12 minutes) du matériau avant de retirer la matrice.

10) Pour optimiser les propriétés mécaniques du matériau et faciliter l'élimination de la matrice, un vernis peut être appliqué sur la surface de la restauration.

11) Vérifiez l'occlusion.

12) Entre une semaine et six mois après la mise en place de la Biodentine®, préparer la cavité selon les critères recommandés pour le matériau de restauration choisi. Le matériau Biodentine® restant peut être considéré comme de la dentine artificielle saine et laissé en permanence dans les zones profondes de la cavité et dans les zones adjacentes à la chambre pulpaire. Biodentine® est compatible avec toutes les techniques de restauration par

couronne directe ou indirecte, et notamment avec tous les types de systèmes de collage.[53]

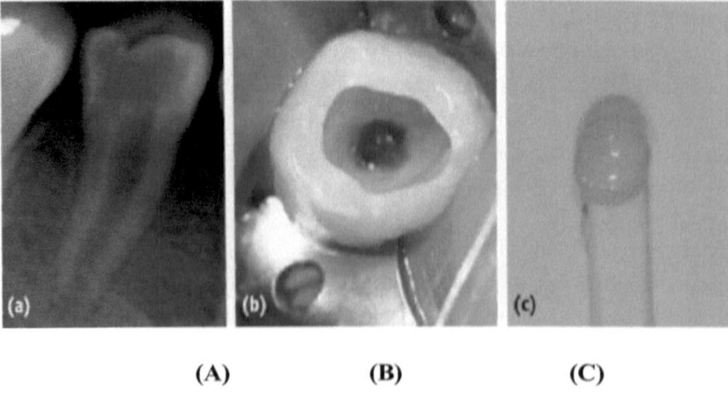

(A) **(B)** **(C)**

Figure 13

(a) Radiographie préopératoire de la dent n°45 montrant une carie occlusale étendue proche de la chambre pulpaire et une maturation radiculaire incomplète.

(b) Vue clinique après élimination des caries et pulpotomie partielle

(c) Couleur et texture de la Biodentine avant application.

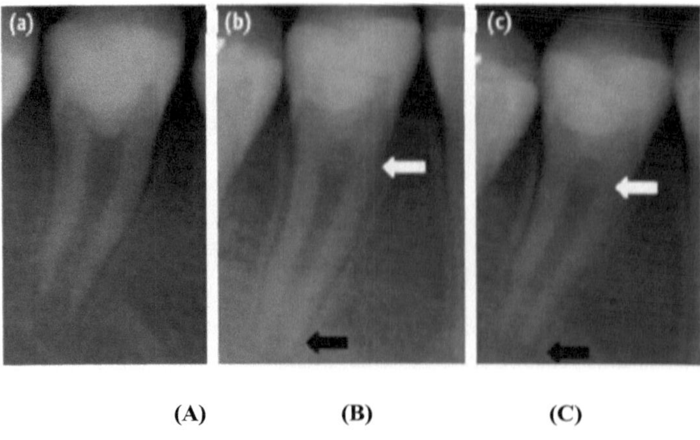

(A) **(B)** **(C)**

Figure 14

(a) Radiographie postopératoire immédiate après la mise en place d'un ciment silicate (Biodentine) et la restauration avec un ciment verre ionomère (Fuji IX).

(b) Radiographie de suivi à trois mois : formation d'un pont dentine toit pulpaire (flèche blanche) et fermeture de l'extrémité de la racine (flèche noire) (c) Radiographie de suivi à six mois.[59]

APEXIFICATION

Une étude menée par Cauwell et al a montré que les dents nécrosées immatures, après une procédure endodontique régénératrice appropriée avec la biodentine, peuvent encore produire un développement radiculaire continu. Ce produit a été fortement recommandé en raison de sa propriété à induire la formation d'un nouveau cément et d'un ligament parodontal.[50]

MÉTHODE D'APPLICATION

1) Isolez la dent avec une digue en caoutchouc.

2) Préparer le canal radiculaire en utilisant alternativement des instruments endodontiques appropriés et une solution d'hypochlorite de sodium.

3) Séchez le canal avec des pointes de papier et utilisez une pâte d'hydroxyde de calcium pour la désinfection entre les visites. Scellez hermétiquement la cavité d'accès avec un ciment temporaire pour protéger l'obturation temporaire.

4) Lors de la visite suivante (généralement après une semaine), placez une digue en caoutchouc et retirez la couronne provisoire. Nettoyez le canal en utilisant alternativement une solution d'hypochlorite de sodium et des instruments endodontiques appropriés. Séchez le canal avec des pointes de papier.

5) Préparez la Biodentine® comme indiqué ci-dessus (instructions de mélange de la Biodentine®).

6) Distribuez la Biodentine® dans le canal radiculaire à l'aide d'un instrument approprié.

7) Condenser la Biodentine® avec un bouchon.

8) Faites une radiographie pour vérifier que le matériau est correctement positionné.

9) Retirez l'excès de matériau et placez une obturation temporaire.

10) Effectuer le traitement de canal lors de la prochaine visite, conformément aux recommandations actuelles.[57]

L'OBTURATION RADICULAIRE EN CHIRURGIE ENDODONTIQUE

1) Accéder au site opératoire en suivant les recommandations actuelles en matière de chirurgie endodontique.

2) À l'aide d'un embout ultrasonique spécifique, préparer une cavité radiculaire d'une profondeur de 3 à 5 mm dans la partie apicale du canal radiculaire.

3) Isolez la zone. Réaliser l'hémostase. Sécher la cavité avec des pointes de papier.

4) Préparez la Biodentine® comme indiqué ci-dessus (instructions de mélange de la Biodentine®).

5) Distribuer la Biodentine® dans la cavité à l'aide d'un instrument approprié. Condenser la Biodentine® avec un petit bouchon.

6) Enlevez l'excès de matériau et nettoyez la surface de la racine.

7) Faites une radiographie pour vérifier que le matériau est correctement positionné.[57]

MATÉRIAU DE REMPLISSAGE RÉTROGRADE

Pawar et al ont publié un rapport de cas dans lequel la biodentine a été utilisée comme matériau rétrograde pour des incisives centrales et latérales maxillaires traumatisées avec une grande lésion périapicale. Après un suivi de 18 mois, il a été constaté que la biodentine avait provoqué une progression de la maladie.

guérison périapicale.[50] (Figure 15)

Radiographie montrant une obturation rétrograde avec de la biodentine.

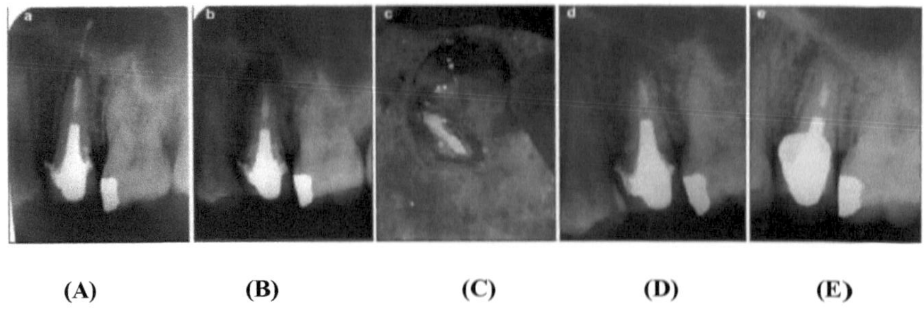

(A) **(B)** **(C)** **(D)** **(E)**

Figure 15

(a) Vue préopératoire

(b) Vue postopératoire immédiate

(c) Vue du réaménagement sous grossissement optique

(d) Six mois après l'opération

(e) Deux ans après l'opération.[60]

RÉPARATION DE LA RÉSORPTION

Dans deux rapports de cas différents publiés par Nikhil et al et Ali et al, tous deux ont souligné la propriété unique de la biodentine dans le traitement des cas de résorption radiculaire externe cervicale et apicale après une période d'un an. Cependant, ils ont identifié que sur les cas de retraitement, il y avait autant de difficultés à retirer la biodentine. [50]

RÉPARATION DES PERFORATIONS

La biodentine possède une force d'adhérence élevée, même après avoir été exposée à un grand nombre d'irrigants endodontiques, ce qui en fait un choix privilégié. En raison de la présence de cette excellente propriété dans la biodentine, elle est devenue un matériau de choix pour la réparation des perforations.[50]

Mukherjee M et tous en 2017 ont géré un cas de réparation de perforation en utilisant la biodentine (Figure 16, figure 17, figure 18 et figure 19).

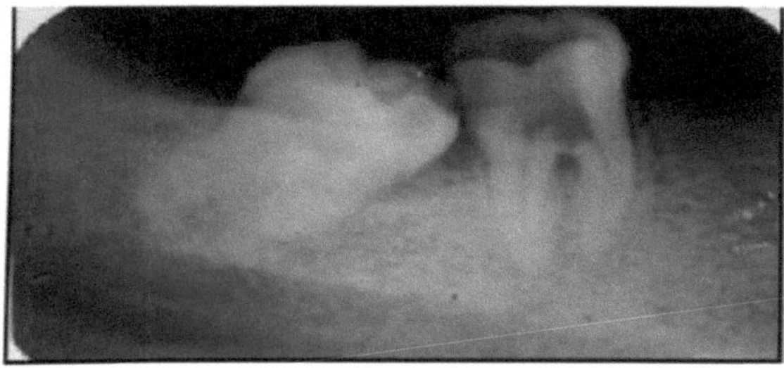

Fig. 16 IOPA préopératoire

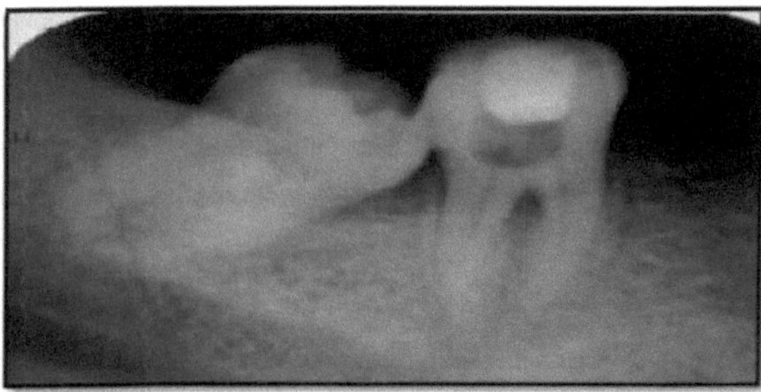

Fig. 17 Après la mise en place de la biodentine

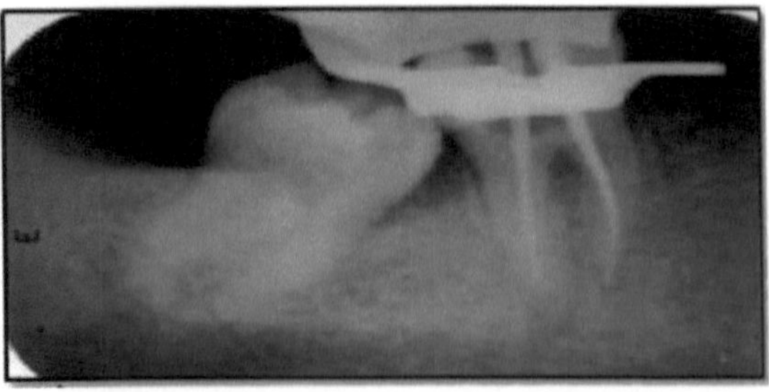

Fig. 18 Cône maître IOPA

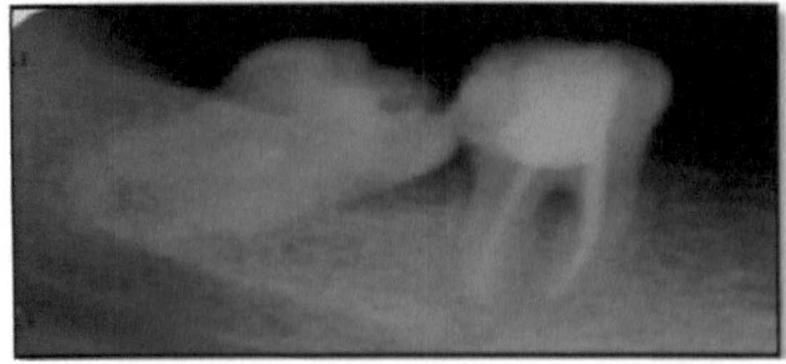

Fig. 19 IOPA post obturation après 3 mois.[61]

APPLICATION DE LA RÉPARATION DES PERFORATIONS RADICULAIRES

1) Isolez la dent avec une digue en caoutchouc.

2) Préparer le canal radiculaire en utilisant alternativement des instruments endodontiques appropriés et une solution d'hypochlorite de sodium.

3) Séchez le canal avec des pointes de papier et utilisez une solution de chlorhexidine ou une pâte d'hydroxyde de calcium pour la désinfection entre les visites. Scellez hermétiquement la cavité d'accès avec un ciment temporaire pour protéger l'obturation temporaire.

4) Lors de la visite suivante (généralement après une semaine), placez une digue en caoutchouc et retirez la couronne provisoire. Nettoyez le canal en utilisant alternativement une solution d'hypochlorite de sodium et des instruments endodontiques appropriés. Séchez le canal avec des pointes de papier.

5) Préparez la Biodentine® comme indiqué ci-dessus (instructions de mélange de la Biodentine®).

6) Distribuez de la Biodentine® sur le site de la perforation à l'aide d'un instrument

approprié.

7) Condenser la Biodentine® avec un bouchon.

8) Faites une radiographie pour vérifier que le matériau est correctement positionné.

9) Retirez l'excès de matériau et placez une obturation temporaire.

10) Effectuer le traitement de canal lors de la prochaine visite, conformément aux recommandations actuelles.[53]

RÉPARATION DES PERFORATIONS DE LA FURCATION APPLICATION

1) Isolez la dent avec une digue en caoutchouc.

2) Rincez la cavité avec une solution d'hypochlorite de sodium pour désinfecter la zone.

3) En cas de saignement, l'hémostase doit être réalisée avant l'application de Biodentine®.

4) Séchez la chambre à pulpe.

5) Préparez la Biodentine® comme indiqué ci-dessus (instructions de mélange de la Biodentine®).

6) Distribuez Biodentine® et condensez. La réparation de la perforation et la restauration de la couronne sont effectuées en une seule étape.

7) Faites une radiographie pour vérifier que le matériau est correctement positionné.

8) Retirez l'excédent de matériau.

9) Lors d'une visite ultérieure, si tous les signes cliniques d'un traitement réussi sont présents, la possibilité d'une restauration permanente peut être envisagée.[57]

RÉPARATION DES RÉSORPTIONS INTERNES PERFORANTES

1) Isolez la dent avec une digue en caoutchouc.

2) Préparer le canal radiculaire en utilisant alternativement des instruments endodontiques appropriés et une solution d'hypochlorite de sodium.

3) Séchez le canal avec des pointes de papier et utilisez une pâte d'hydroxyde de calcium pour la désinfection entre les visites. Scellez hermétiquement la cavité d'accès avec un ciment temporaire.

4) Lors de la visite suivante (généralement après une semaine), placez une digue en caoutchouc et retirez la couronne provisoire. Nettoyez le canal en utilisant

alternativement une solution d'hypochlorite de sodium et des instruments endodontiques appropriés. Séchez le canal avec des pointes de papier.

5) Préparez la Biodentine® comme indiqué ci-dessus (instructions de mélange de la Biodentine®).

6) Distribuer la Biodentine® sur le défaut de résorption à l'aide d'un instrument approprié.

7) Condenser la Biodentine® avec un bouchon.

8) Faites une radiographie pour vérifier que le matériau est correctement positionné.

9) Retirez l'excès de matériau et placez une obturation temporaire.

10)Effectuer le traitement de canal lors de la prochaine visite, conformément aux recommandations actuelles.[53]

INCONVÉNIENTS

1. Moins résistant à l'usure, il est placé sous une restauration en composite et ne résiste donc pas à la charge occlusale.
2. Faible résistance à la flexion. [62]

Conclusion

Biodentine, le matériau contemporain de remplacement et de réparation de la dentine à base de silicate tricalcique, a été évalué sous de nombreux aspects depuis son lancement en 2009. Biodentine est une capsule tout en un de matériau biocompatible et bioactif. Son noyau tricalcique permet aux minéraux de la biodentine de pénétrer réellement dans les tubules de la dentine, créant ainsi un joint remarquablement étanche combiné à sa grande stabilité dimensionnelle. Elle présente une résistance exceptionnelle aux micro-fuites, ce qui minimise la sensibilité postopératoire et réduit le risque de pénétration bactérienne. De plus, le Ph alcalin élevé de la biodentine lui confère des propriétés bactériostatiques qui protègent la dent des infections récurrentes. Ces propriétés font de la biodentine un matériau très polyvalent pour le remplacement des couronnes et des racines. Les procédures comprennent les restaurations permanentes, les cavités profondes, le coiffage pulpaire, la pulpotomie, les restaurations temporaires en émail, les perforations radiculaires, les perforations du plancher pulpaire, la résoption interne, les apexifications et l'apicochirurgie. Il n'existe aucun autre matériau utilisé pour toutes ces indications. En plus de développer des interfaces étanches avec la dentine, les sels de calcium de la biodentine produisent un joint extrêmement étanche avec sa substance chauffée, ce qui en fait un matériau stable pour les bagues de revêtement dans les matériaux composites à base de résine. Facile à manipuler, ce matériau présente une résistance à la compression exceptionnelle, atteignant le même niveau que la dentine humaine après seulement 28 jours. Il offre la même marge de flexion que la dentine naturelle après 24 heures et il possède une radiopacité élevée pour un suivi clair à court et à long terme. La Biodentine ne nécessite aucune préparation de surface ni aucun collage. Il se coupe comme la dentine et donne une sensation similaire sous la fraise. Sa teinte ivoire permet de le différencier facilement de la structure dentaire. Dans l'ensemble, grâce à des essais/rapports in vitro, in vivo et cliniques, cette thèse montre que la Biodentine est biocompatible, qu'elle possède de solides propriétés mécaniques et qu'elle peut être utilisée en toute sécurité en dentisterie restauratrice, en dentisterie pédiatrique (comme alternative possible au formecresol) et en endodontie. Il est important de savoir que la Biodentine ne nécessite aucun traitement de conditionnement de surface. Elle peut être coupée et remodelée comme la dentine naturelle. Elle peut être utilisée comme substitut de dentine permanent pour remplacer toute la dentine endommagée/perdue et pas seulement comme matériau de coiffage pulpaire. La surface de la biodentine peut être collée comme la dentine naturelle avec différents adhésifs avant l'application finale de résines composites. Ainsi, elle s'avère être un "STANDARD D'OR" remplaçant tous les autres matériaux pour le traitement des dents primaires et permanentes.

Références

1. Watson TF, Atmeh AR, Sajini S, Cook RJ, Festy F. Present and future of glassionomers and calcium-silicate cements as bioactive materials in dentistry : biophotonics-based interfacial analyses in health and disease. Matériaux dentaires. 2014 Jan 1;30(1):50-61.

2. S[1] P, Ranjan M. Review on Biodentine-A Bioactive Dentin Substitute.

3. Sur I. Biodentine : des propriétés biochimiques et bioactives aux applications cliniques. Giornale Italiano di Endodonzia. 2016 Nov 1;30(2):81-8.

4. Malkondu O, Kazandag MK, Kazazoglu E. A review on biodentine, a contemporary dentine replacement and repair material. BioMed research international. 2014 Jun 16;2014.

5. Arora V, Nikhil V, Sharma N, Arora P. Remplacement de la dentine bioactive. J Dent Med Sci. 2013 Nov;12(4):51-7.

6. Kaur M, Singh H, Dhillon JS, Batra M, Saini M. MTA versus Biodentine : revue de la littérature avec une analyse comparative. Journal of clinical and diagnostic research : JCDR. 2017 Aug;11(8):ZG01.

7. Laurent P, Camps J, De Meo M, Dejou J, About I. Induction de réponses cellulaires spécifiques à un matériau de restauration postérieur à base de Ca3SiO5. Matériaux dentaires. 2008 Nov 1;24(11):1486-94.

8. Tran XV, Gorin C, Willig C, Baroukh B, Pellat B, Decup F, Opsahl Vital S, Chaussain C, Boukpessi T. Effect of a calcium-silicate-based restorative cement on pulp repair. Journal de la recherche dentaire. 2012 Dec;91(12):1166-71.

9. Nowicka A, Lipski M, Parafiniuk M, Sporniak-Tutak K, Lichota D, Kosierkiewicz A, Kaczmarek W, Buczkowska-Radlinska J. Response of human dental pulp capped with biodentine and mineral trioxide aggregate. Journal of endodontics. 2013 Jun 1;39(6):743-7.

10. Camilleri J, Pitt Ford TR. Agrégat de trioxyde minéral : une revue des constituants et des propriétés biologiques du matériau. Journal international d'endodontie. 2006 Oct;39(10):747-54.

11. Silva EJ, Senna PM, De Deus G, Zaia AA. Cytocompatibilité de la Biodentine en utilisant un modèle de culture cellulaire tridimensionnel. Journal international d'endodontie. 2016 Jun;49(6):574-80.

12. Carti O, Oznurhan FA. Évaluation et comparaison de l'agrégat de trioxyde minéral et de la biodentine dans la pulpotomie des dents primaires : Étude clinique et radiographique.

Revue nigériane de pratique clinique. 2017;20(12):1604-9.

13. Soni HK. Pulpotomie biodentine dans une molaire permanente mature : A case report. Journal of clinical and diagnostic research : JCDR. 2016 Jul;10(7):ZD09.

14. Bakhtiar H, Nekoofar MH, Aminishakib P, Abedi F, Moosavi FN, Esnaashari E, Azizi A, Esmailian S, Ellini MR, Mesgarzadeh V, Sezavar M. Human pulp responses to partial pulpotomy treatment with TheraCal as compared with Biodentine and ProRoot MTA : a clinical trial. Journal of endodontics. 2017 Nov 1;43(11):1786-91.

15. Brizuela C, Ormeno A, Cabrera C, Cabezas R, Silva CI, Ramirez V, Mercade M. Direct pulp capping with calcium hydroxide, mineral trioxide aggregate, and biodentine in permanent young teeth with caries : a randomized clinical trial. Journal of endodontics. 2017 Nov 1;43(11):1776-80.

16. Juneja P, Kulkarni S. Clinical and radiographic comparison of biodentine, mineral trioxide aggregate and formocresol as pulpotomy agents in primary molars. Archives européennes de dentisterie pédiatrique. 2017 Aug;18(4):271-8.

17. Qelik BN, Mutluay MS, Arikan V, Sari §. L'évaluation du MTA et de la Biodentine comme matériaux de pulpotomie pour les expositions carieuses dans les dents primaires. Investigations orales cliniques. 2019 Feb;23(2):661-6.

18. Subash D, Shoba K, Aman S, Bharkavi SK, Nimmi V, Abhilash R. Fracture resistance of endodontically treated teeth restored with biodentine, resin modified GIC and hybrid composite resin as a core material. Journal of clinical and diagnostic research : JCDR. 2017 Sep;11(9):ZC68.

19. Awawdeh L, Al-Qudah A, Hamouri H, Chakra RJ. Résultats du traitement des pulpes vitales à l'aide d'agrégats de trioxyde minéral ou de Biodentine : un essai clinique prospectif randomisé. Journal of endodontics. 2018 Nov 1;44(11):1603-9.

20. Ballal V, Marques JN, Campos CN, Lima CO, Simao RA, Prado M. Effets de l'agent chélateur et des acides sur la Biodentine. Journal dentaire australien. 2018 Jun;63(2):170-6.

21. Aly MM, Taha SE, El Sayed MA, Youssef R, Omar HM. Évaluation clinique et radiographique de la Biodentine et des agrégats de trioxyde minéral dans la revascularisation des dents antérieures permanentes immatures non vitales (étude clinique randomisée). Revue internationale de dentisterie pédiatrique. 2019 Jul;29(4):464-73.

22. Cardoso M, dos Anjos Pires M, Correlo V, Reis R, Paulo M, Viegas C. Biodentine for furcation perforation repair : an animal study with histological, radiographic and micro-computed tomographic assessment. Journal iranien d'endodontie. 2018;13(3):323.

23. Caruso S, Dinoi T, Marzo G, Campanella V, Giuca MR, Gatto R, Pasini M. Évaluation clinique et radiographique de la biodentine par rapport à l'hydroxyde de calcium dans les pulpotomies des dents primaires : une étude rétrospective. BMC Oral Health. 2018 Dec;18(1):1-7.

24. Ochoa-Rodriguez VM, Tanomaru-Filho M, Rodrigues EM, Guerreiro-Tanomaru JM, Spin-Neto R, Faria G. L'ajout d'oxyde de zirconium à la Biodentine augmente la radio-opacité et ne modifie pas ses propriétés physico-chimiques et biologiques. Journal of Applied Oral Science. 2019 Apr 1;27.

25. Nabeel M, Tawfik HM, Abu-Seida AM, Elgendy AA. Capacité de scellement de Biodentine par rapport à l'agrégat de trioxyde minéral ProRoot comme matériaux d'obturation radiculaire. The Saudi dental journal. 2019 Jan 1;31(1):16-22.

26. Paulson L, Ballal NV, Bhagat A. Effect of root dentin conditioning on the pushout bond strength of biodentine. Journal of endodontics. 2018 Jul 1;44(7):1186-90.

27. Rajasekharan S, Martens LC, Cauwels RG, Anthonappa RP. Caractéristiques du matériau Biodentine™ et applications cliniques : une revue de la littérature et une mise à jour sur 3 ans. Archives européennes de dentisterie pédiatrique. 2018 Feb;19(1):1-22.

28. Nasseh HN, El Noueiri B, Pilipili C, Ayoub F. Evaluation of biodentine pulpotomies in deciduous molars with physiological root resorption (stage 3). Journal international de dentisterie clinique pédiatrique. 2018 Sep;11(5):393.

29. Taha NA, Abdulkhader SZ. Pulpotomie complète avec biodentine dans les jeunes dents permanentes symptomatiques avec exposition carieuse. Journal de l'endodontie. 2018 Jun 1;44(6):932-7.

30. Adl A, Sadat Shojaee N, Pourhatami N. Evaluation de la résistance au délogement d'un nouveau ciment à base de pouzzolane (EndoSeal MTA) comparé à ProRoot MTA et Biodentine en présence et en l'absence de sang. Scanning. 2019 May 9;2019.

31. El Meligy OA, Alamoudi NM, Allazzam SM, El-Housseiny AA. Biodentine TM versus technique de pulpotomie au formocrésol dans les molaires primaires : un essai clinique contrôlé et randomisé de 12 mois. BMC oral health. 2019 Dec;19(1):1-8.

32. Mythraiye R, Rao VV, Babu MM, Satyam M. Evaluation des résultats cliniques et radiologiques de molaires primaires pulpotomisées traitées avec trois matériaux différents : Agrégat de trioxyde minéral, Biodentine et Pulpotec. Une étude in-vivo. Cureus. 2019 Jun;11(6).

33. Shafaee H, Alirezaie M, Rangrazi A, Bardideh E. Comparaison du taux de réussite d'un substitut de dentine bioactif avec celui d'autres matériaux de restauration radiculaire dans la pulpotomie des dents primaires : Revue systématique et méta-analyse. The Journal of

the American Dental Association. 2019 Aug 1;150(8):676-88.

34. Jalan AL, Warhadpande MM, Dakshindas DM. A comparison of human dental pulp response to calcium hydroxide and Biodentine as direct pulp-capping agents. Journal of conservative dentistry : JCD. 2017 Mar;20(2):129.

35. Hegde S, Sowmya B, Mathew S, Bhandi SH, Nagaraja S, Dinesh K. Évaluation clinique de l'agrégat de trioxyde minéral et de la biodentine comme agents de coiffage pulpaire direct dans les dents cariées. Journal of conservative dentistry : JCD. 2017 Mar;20(2):91.

36. Dube K, Jain P, Rai A, Paul B. Endodontie préventive par coiffage direct de la pulpe à l'aide d'un substitut dentinaire restaurateur - biodentine : Une série de quinze cas. Journal indien de la recherche dentaire. 2018 May 1;29(3):268.

37. Butt N, Talwar S, Chaudhry S, Nawal RR, Yadav S, Bali A. Comparaison des propriétés physiques et mécaniques d'un agrégat de trioxyde minéral et de Biodentine. Journal indien de la recherche dentaire. 2014 Nov 1;25(6):692.

38. Deepthi V, Mallikarjun E, Nagesh B, Mandava P. Effect of acidic pH on microhardness and microstructure of theraCal LC, endosequence, mineral trioxide aggregate, and biodentine when used as root repair material. Journal of conservative dentistry : JCD. 2018 Jul;21(4):408.

39. Prasanthi P, Garlapati R, Nagesh B, Sujana V, Naik KM, Yamini B. Effect of 17% ethylenediaminetetraacetic acid and 0.2% chitosan on pushout bond strength of biodentine and ProRoot mineral trioxide aggregate : An in vitro study. Journal of conservative dentistry : JCD. 2019 Jul;22(4):387.

40. Guagnano R, Romano F, Defabianis P. Evaluation of Biodentine in Pulpotomies of Primary Teeth with Different Stages of Root Resorption Using a Novel Composite Outcome Score. Matériaux. 2021 Jan;14(9):2179.

41. Aeran H, Sharma M, Tuli A. Biodentine : Matériau de choix pour l'apexification.

42. Kaul S, Kumar A, Jasrotia A, Gorkha K, Kumari S, Jeri SY. Analyse comparative de la Biodentine, de l'hydroxyde de calcium et de la chlorhexidine à 2 % avec le ciment verre ionomère modifié par la résine comme matériaux de coiffage pulpaire indirect dans les jeunes molaires permanentes. Le Journal of Contemporary Dental Practice. 2021 Jul 9;22(5):511-6.

43. Abuelniel GM, Duggal MS, Duggal S, Kabel NR. Evaluation de l'agrégat de trioxyde minéral et de la Biodentine comme agents de pulpotomie dans les premières molaires permanentes immatures avec exposition de la pulpe carieuse : A randomised clinical trial. Journal européen de dentisterie pédiatrique. 2021 Jan 1;22(1):19-25.

44. Pires MD, Cordeiro J, Vasconcelos I, Alves M, Quaresma SA, Ginjeira A, Camilleri J. Effect of different manipulations on the physical, chemical and microstructural characteristics of Biodentine. Matériaux dentaires. 2021 Jul 1;37(7):e399-406.

45. Camilleri J, Pitt Ford TR. Agrégat de trioxyde minéral : une revue des constituants et des propriétés biologiques du matériau. Journal international d'endodontie. 2006 Oct;39(10):747-54.

46. Malkondu O, Kazandag MK, Kazazoglu E. A review on biodentine, a contemporary dentine replacement and repair material. BioMed research international. 2014 Jun 16;2014.

47. Bachoo IK, Seymour D, Brunton P. Un remplacement biocompatible et bioactif de la dentine : est-ce une réalité ? Les propriétés et les utilisations d'un nouveau ciment à base de calcium. British dental journal. 2013 Jan;214(2):E5-.

48. Singla MG, Wahi P. Comparative evaluation of shear bond strength of Biodentine, Endocem mineral trioxide aggregate, and TheraCal LC to resin composite using a universal adhesive : an in vitro study. Endodontologie. 2020 Jan 1;32(1):14.

49. Coaguila-Llerena H, Ochoa-Rodriguez VM, Castro-Nunez GM, Faria G, GuerreiroTanomaru JM, Tanomaru-Filho M. Propriétés physico-chimiques d'un matériau de réparation biocéramique - BioMTA. Journal dentaire brésilien. 2020 Nov 2;31:511-5.

50. Alazrag MA, Abu-Seida AM, El-Batouty KM, El Ashry SH. Adaptation marginale, solubilité et biocompatibilité de TheraCal LC par rapport à MTA-angelus et biodentine comme matériau de réparation de perforation de furcation. BMC oral health. 2020 Dec;20(1):1-2.

51. Camilleri J. Potentiel de coloration de Neo MTA Plus, MTA Plus, et Biodentine utilisés pour les procédures de pulpotomie. Journal de l'endodontie. 2015 Jul 1;41(7):1139-45.

52. Singh H, Kaur M, Markan S, Kapoor P (2014) Biodentine : Un substitut de dentine prometteur. J Interdiscipl Med Dent Sci 2 : 140. doi : 10.4172/2376-032X.1000140

53. https://manualzz.com/doc/5579629/biodentine-septodont

54. Zayed MM, Hassan RE, Riad MI. Évaluation de l'efficacité antibactérienne de différents agents bioactifs de revêtement et de coiffage pulpaire. Tanta Dental Journal. 2015 Jun 1;12(2):132-9.

55. Subash D, Shoba K, Aman S, Bharkavi SK, Nimmi V, Abhilash R. Fracture resistance of endodontically treated teeth restored with biodentine, resin modified GIC and hybrid composite resin as a core material. Journal of clinical and diagnostic research : JCDR. 2017 Sep;11(9):ZC68.

56. Ayala-Jimenez S. Deux matériaux régénératifs pour les pulpotomies des dents primaires : Revue de la littérature. EC Dental Science. 2017;10:53-8.

57. Chauhan P, Garg A, Mittal R, Kumar H. A comparative evaluation of fracture resistance of endodontically treated teeth using four different intraorifice barriers : An in vitro study. Journal of Conservative Dentistry : JCD. 2019 Sep;22(5):420.

58. Laslami K, Dhoum S, Karami M, Jabri M. Le coiffage direct de la pulpe avec un matériau bioactif : la biodentine. Ec Dent Sci. 2017;13:75-83.

59. Villat C, Grosgogeat B, Seux D, Farge P. Approche conservatrice d'une dent permanente immature cariée symptomatique à l'aide d'un ciment de silicate tricalcique (Biodentine) : rapport de cas. Dentisterie restauratrice et endodontie. 2013 Nov 1;38(4):258-62.

60. Caron G, Azerad J, Faure MO, Machtou P, Boucher Y. Utilisation d'un nouveau matériau d'obturation rétrograde (Biodentine) en chirurgie endodontique : deux rapports de cas. Revue internationale des sciences buccales. 2014 Dec;6(4):250-3.

61. Mukherjee M, Shekhawat K. Réparation de perforations à l'aide de Biodentine : une approche novatrice. Journal international des sciences médicales et dentaires. 2017 Jul 1;6(2):1558-60.

62. Pagaria S, Singh BD, Dubey A. Review Article : Biodentine, un nouveau ciment à base de silicate de calcium. Journal médical de la ville de la santé de Chettinad. 2015;4(4):182-4.

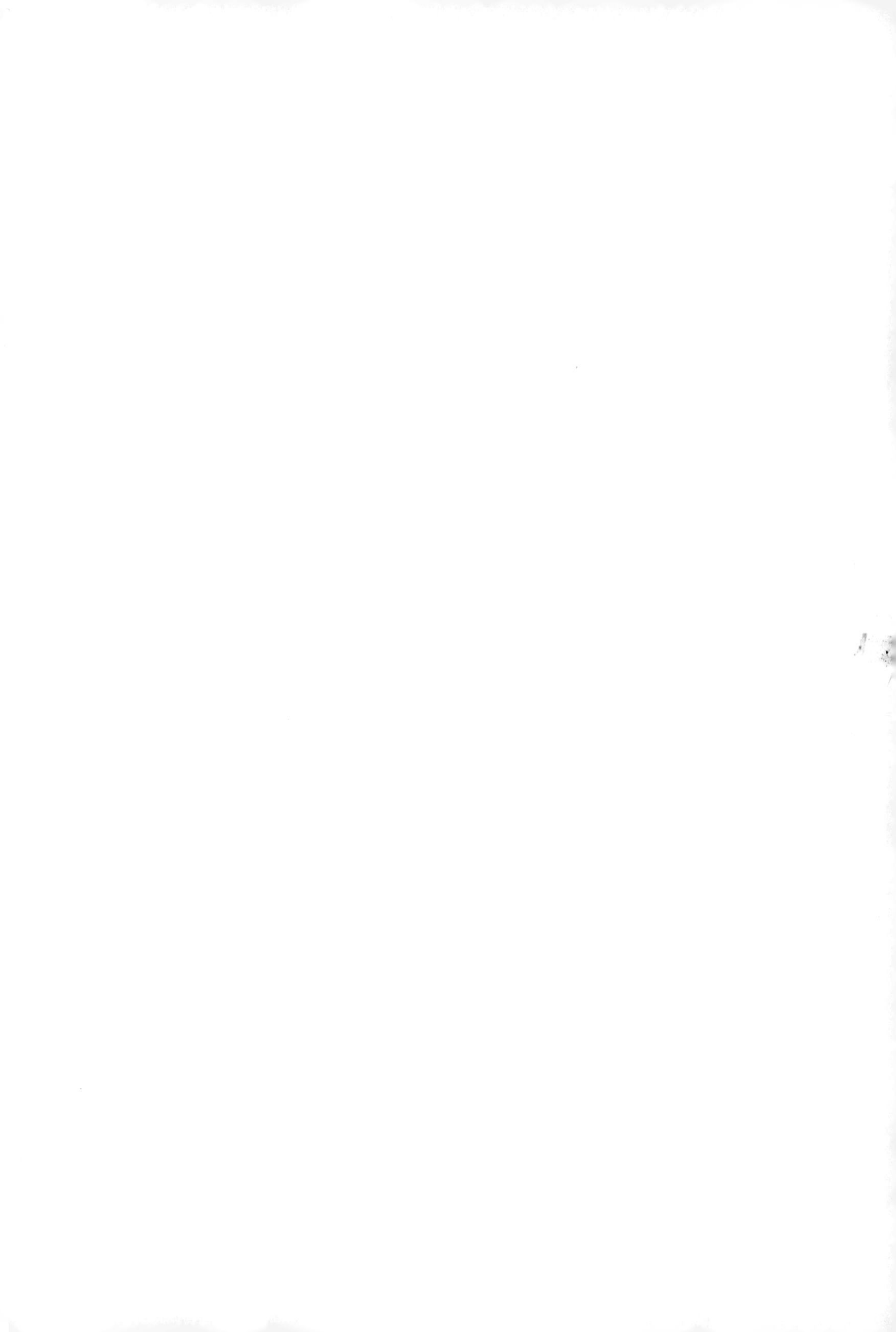

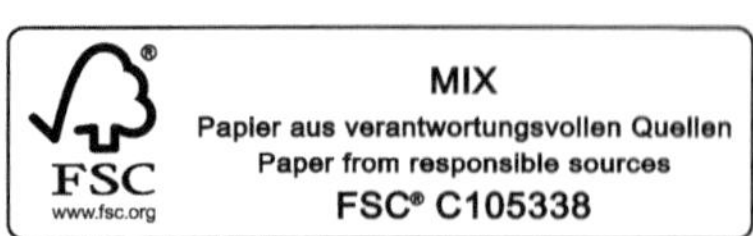

Printed by Books on Demand GmbH, Norderstedt / Germany